Guerre à la Tuberculose

LIVRET

d'Éducation et d'Enseignement antituberculeux

PAR MM.

P. BROUARDEL
Doyen honoraire de la Faculté de médecine,
Membre de l'Institut

E. LAGRUE
Directeur d'École publique,
Vice-président de la Fédération nationale antituberculeuse.

L'alcool fait le lit de la tuberculose.
Dr LANDOUZY.

20 Leçons

20 Questionnaires

Gravures, Cartes

Schémas et Graphiques

Librairie Ch. Delagrave

Guerre
à la
Tuberculose

LIVRET
d'Éducation et d'Enseignement antituberculeux

PAR

P. BROUARDEL
Doyen honoraire
de la Faculté de médecine,
Membre de l'Institut.

E. LAGRUE
Directeur d'École publique,
Vice-président de la Fédération
nationale antituberculeuse.

20 Leçons
20 Questionnaires
Gravures, Cartes
Schémas et Graphiques

L'alcool fait le lit de la tuberculose.
Dr LANDOUZY.

PARIS
LIBRAIRIE CH. DELAGRAVE
15, RUE SOUFFLOT, 15

AVANT-PROPOS

En présentant aux instituteurs et aux institutrices de France notre modeste *Livret d'Éducation et d'Enseignement anti-tuberculeux*, nous n'avons nullement l'intention d'ajouter un enseignement nouveau aux programmes déjà si chargés de nos écoles primaires. Nous demandons seulement aux maîtres de donner une *orientation* nouvelle à leur enseignement scientifique, et de faire une place plus grande, plus importante à l'*hygiène*. Nous estimons — et nous sommes sûrs que les instituteurs seront de notre avis — qu'il vaut mieux négliger certaines questions de sciences pures, certaines descriptions d'appareils compliqués, et mettre notre jeunesse en mesure de lutter efficacement contre l'un des plus terribles fléaux qui ravagent l'humanité.

Il appartient aux membres de l'Université : professeurs, instituteurs, institutrices, d'être les apôtres de la Croisade antituberculeuse qui commence, un peu tardivement, dans notre pays. Les efforts des médecins, des pouvoirs publics, des commissions spéciales demeureront stériles, si les éducateurs de la jeunesse n'apportent pas à cette œuvre si éminemment utile leur patriotique et cordial concours.

Si ce petit Livret peut faciliter leur tâche et contribuer à les attacher à la *Lutte contre la Tuberculose*, nous nous en réjouirons bien sincèrement.

LIVRET D'ÉDUCATION

ET

D'ENSEIGNEMENT ANTITUBERCULEUX

CHAPITRE I

La Tuberculose est contagieuse.

PREMIÈRE LEÇON

La tuberculose, ses ravages.

Parmi les fléaux qui désolent l'humanité, le plus terrible est, sans contredit, la **tuberculose**.

Commune à l'homme et aux animaux, la tuberculose peut envahir **toutes les parties** du corps (poumons, larynx, cerveau, squelette, intestins, articulations); mais elle s'attaque surtout aux **poumons**.

La **tuberculose pulmonaire** ou **phtisie** est une maladie chronique du poumon, causée par la pénétration du bacille de la tuberculose et caractérisée par la formation d'innombrables petits foyers, qui ont la forme de **petits noyaux** ou **tubercules**. Ceux qui en sont atteints sont appelés **tuberculeux, phtisiques**, ou simplement **poitrinaires.**

Notre pays a le triste privilège de tenir **presque le premier rang** dans la mortalité par tuberculose : seules la Russie et l'Autriche sont plus gravement atteintes.

La tuberculose, **sous ses diverses formes, tue chaque**

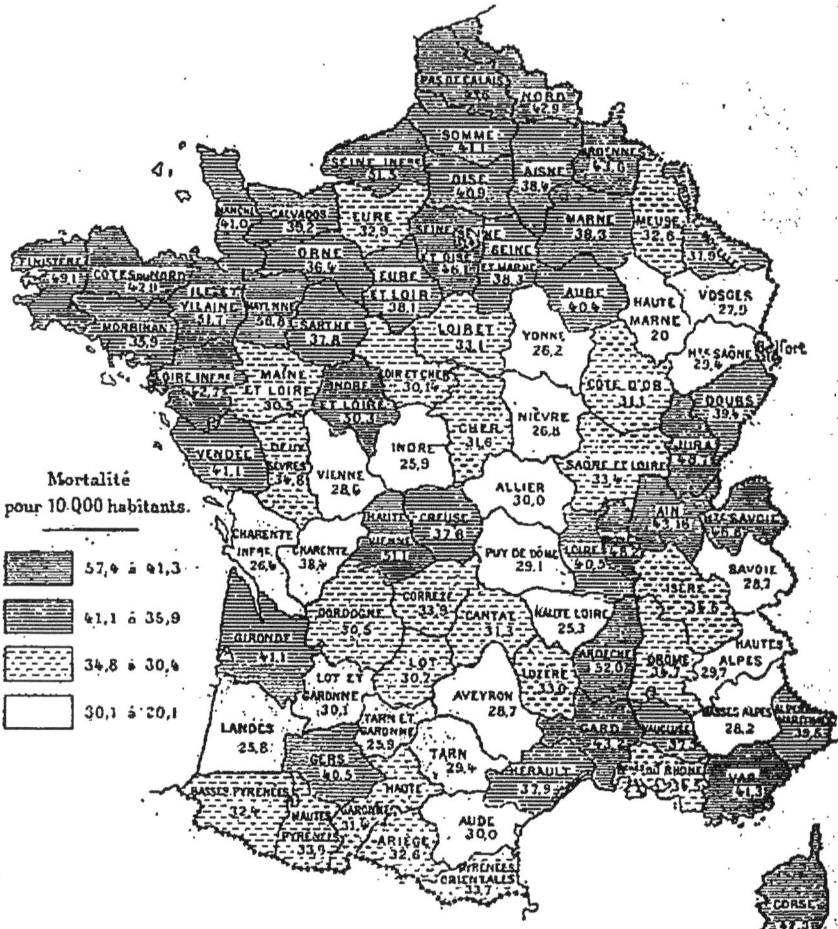

Fig. 1. — Carte de la mortalité.

année 150 000 Français; un décès sur **cinq** est le fait de cette maladie.

Cent cinquante mille décès par an! Toute la population d'une grande ville comme Rouen ou le Havre enlevée chaque année par le sinistre fléau, qui fait à lui seul plus de mal que le choléra, la peste et la guerre réunis! Réfléchissez, mes enfants, rendez-vous compte de la gravité du mal, jetez les yeux autour de vous; tous vous trouverez dans vos familles, chez vos amis quelques victimes de la tuberculose, et tous vous voudrez connaître les moyens de l'éviter et de la combattre.

QUESTIONNAIRE

Quel est le plus terrible fléau de l'humanité? — Pourquoi l'appelle-t-on *tuberculose*? — Quel organe attaque-t-elle le plus souvent? — Quel rang la France tient-elle dans le monde par le nombre des décès tuberculeux? — Combien la tuberculose cause-t-elle de décès chaque année dans notre pays? — Faites quelques comparaisons avec ce chiffre.

DEUXIÈME LEÇON

La tuberculose est contagieuse.

La tuberculose est contagieuse. Depuis longtemps cette opinion était populaire dans différents pays. En Italie, par exemple, un décret royal du XVIIIe siècle ordonnait d'isoler les tuberculeux et de brûler leurs lits, meubles, livres et vêtements.

En Espagne, on obligeait les voyageurs à acheter la voiture dont ils s'étaient servis, quand l'un d'eux était reconnu phtisique (voyage de George Sand et de Choppin).

Par contre la contagion était niée en France, en Allemagne et en divers autres pays.

Elle fut démontrée expérimentalement en 1865, par Villemin, professeur à l'École de médecine militaire du Val-de-Grâce.

Villemin arrosa de la ouate avec des crachats de tuberculeux qu'il laissa ensuite sécher, puis qu'il fit piétiner ensuite par des cobayes ou cochons d'Inde : **tous devinrent tuberculeux.**

Le savant médecin démontra ainsi non seulement que la tuberculose est **contagieuse**, mais encore **qu'elle se** propage par l'intermédiaire des **crachats desséchés**.

Cependant, à cause de la lente évolution de la maladie, et malgré d'autres expériences corroborant et confirmant celles de Villemin, la transmissibilité de la tuberculose fut encore longtemps discutée et niée par beaucoup.

Mais, en 1882, le savant médecin allemand **Robert Koch découvrit le bacille de la tuberculose**; cette découverte de l'agent de la contagion donna raison à Villemin et à ses partisans.

Aujourd'hui, la transmissibilité de la tuberculose n'est plus niée par personne.

On pourrait citer des centaines d'exemples de contagion d'employés, d'instituteurs, de locataires, se succédant dans des locaux contaminés précédemment; d'un membre tuberculeux contagionnant toute sa famille.

M. Arthaud a exposé au Congrès de la tuberculose, en 1891, qu'il avait constaté à l'usine municipale d'électricité des Halles, à Paris, l'existence d'une épidémie de tuberculose frappant en peu d'années **32 ouvriers sur 35.**

Le Dr Marfan rapporte l'exemple d'une épidémie de tuberculose qui fit mourir 13 employés sur 22 dans l'espace de cinq ans.

L'un de nous a vu périr dans une étude de notaire cinq employés en un an. Un tuberculeux crachait dans un vase rempli de sciure de bois. Celui-ci étant placé près du poêle, les crachats se desséchaient, les bacilles voltigeaient dans l'air. Il suffit de désinfecter, puis de changer le mode de chauffage : depuis cinq ans, sur 11 personnes qui vivent dans cette pièce, pas une n'a été atteinte.

QUESTIONNAIRE

Quel est le médecin qui a prouvé que la tuberculose est contagieuse ? — Comment l'a t-il démontré ? — Pourquoi la contagiosité était-elle niée encore ?

Citez des exemples, pris autour de nous, de contagion de la tuberculose ? — Qui a découvert le bacille de la tuberculose ? — Qu'est-ce qu'un bacille ?

TROISIÈME LEÇON

La contagion. Le bacille de la tuberculose. Propagation de la contagion.

Nous savons désormais que **la tuberculose est contagieuse** et que l'agent de la contagion est un **bacille**, le **bacille de Koch**, c'est-à-dire un **petit champignon**, un tout petit organisme, invisible à l'œil nu,

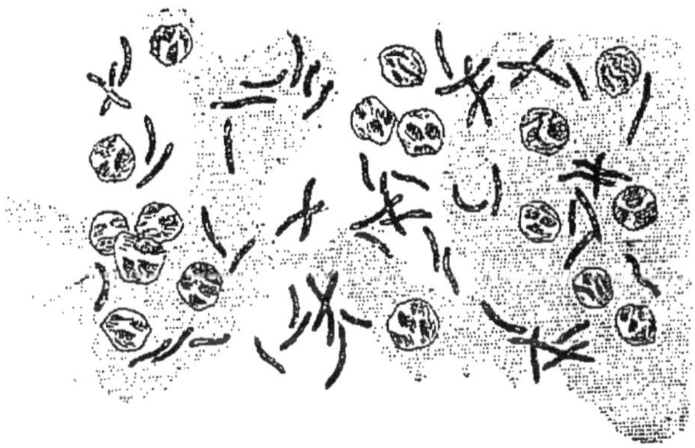

Fig. 2. — Bacille de la tuberculose.

analogue à ceux dont il vous a été parlé à propos des fermentations.

Le bacille de la tuberculose se trouve par milliers dans l'intérieur des poumons attaqués; il se présente sous forme de **petits bâtonnets.**

Non seulement ce bacille détruit la substance pulmonaire par la production de plaies et de suppurations, mais encore il produit des poisons ou toxines.

Comment le germe de la tuberculose peut-il pénétrer à l'intérieur de notre corps et y exercer ses ravages?

De trois façons différentes, dont la première est de beaucoup la plus commune et la plus importante.

1° **Par la voie respiratoire;**

2° **Par la voie digestive;**

3° **Par inoculation sous la peau.**

1° Propagation par la voie respiratoire. — L'expérience de Villemin, dont nous vous avons parlé dans la précédente leçon, vous a prouvé que **les germes de la tuberculose se trouvent dans les crachats desséchés.**

Un phtisique rejette chaque jour dans ses crachats, **même dans la période où il n'est pas alité**, des quantités **innombrables** de bacilles.

Si les crachats se dessèchent, le moindre courant d'air suffit pour disperser la poussière qui en résulte, **avec les milliers de germes tuberculeux dont elle est chargée.**

Cette poussière pénètre par le nez et surtout par la **bouche ouverte**, elle arrive aux bronches et, si les bacilles trouvent un **bon terrain**, ils créent dans les poumons de petits foyers d'infection.

Pensez qu'un **seul crachat contient des millions de germes et peut contaminer 10, 100 personnes**!

La contagion peut encore se propager par l'inspiration des très fines gouttelettes de salive que le tuberculeux rejette en toussant, en éternuant ou simplement en parlant.

QUESTIONNAIRE

Comment se nomme le germe de la tuberculose? — Quelle est sa forme? — Quelles sont les différentes voies par lesquelles le bacille peut envahir notre organisme? — Quel est l'agent principal de la contagion? — Comment les germes contenus dans les crachats peuvent-ils devenir dangereux? — N'est-il pas dangereux de se tenir trop près de la bouche d'un tuberculeux? — Pourquoi?

QUATRIÈME LEÇON

La contagion (*suite*).

2° Propagation par la voie digestive. — La tuberculose peut également se transmettre par la **voie digestive.** Ainsi, quand vous rongez votre porte-plume, votre crayon ou votre gomme, quand vous **léchez** votre ardoise pour l'effacer, quand vous jouez d'un instrument avec une embouchure qui a servi à d'autres personnes, quand vous tournez les pages d'un livre en **mouillant** votre pouce, non seulement vous vous livrez à des actes qui ne sont pas conformes aux règles de la bienséance, mais encore, **vous risquez de contracter la tuberculose** : tous ces objets peuvent être souillés de poussière contenant des germes tuberculeux qui, avec votre salive, pénètrent dans le canal digestif.

Pour la même raison, il peut être dangereux de manger des fruits ou des gâteaux, qui ont pendant quelque temps **fait l'étalage**; des expériences très minutieuses ont prouvé que les poussières dont sont recouvertes ces denrées contiennent des bacilles de la tuberculose.

D'autre part : **La tuberculose est transmissible de l'animal à l'homme, et réciproquement.**

L'identité de la tuberculose de l'homme et de celle des mammifères, n'est pas contestable; l'agent de la maladie, le bacille, est le même, les moyens de propagation de la contagion sont analogues.

Les vaches surtout sont souvent tuberculeuses.

L'homme peut les infecter.

En voici deux exemples frappants : Il y a quelques années, un gros fermier des environs du Mans possédait une vacherie modèle dont il se montrait très fier, à juste titre. Toutes les ressources de l'hygiène se trouvaient réunies en cet établissement : propreté méticuleuse, aire dallée et étanche, parois en marbre, vaches superbes, soumises à l'épreuve de la tuberculine. Le ministre de l'Agriculture eut l'occasion de visiter cette vacherie et félicita chaudement son propriétaire. Or, dix-huit mois plus tard, **toutes les vaches de cet établissement étaient tuberculeuses**! On se perdait en conjectures lorsqu'on s'aperçut que le vacher était **tuberculeux** et **qu'il crachait par terre**. N'est-ce pas typique?

« Dans un asile tuberculeux, nous dit le Dr Knopf, où il n'existait pas assez de surveillance médicale, la règle interdisait de cracher à l'intérieur de la maison, mais ne soumettait les malades à aucune obligation pour ce qu'ils avaient à faire au dehors.

« Aussi, pendant leur promenade, les tuberculeux crachaient où bon leur semblait. Dans le voisinage paissaient des vaches dont le propriétaire surveillait la santé par l'épreuve de la tuberculine. Peu de temps après, plusieurs de ces vaches devinrent tuberculeuses et il fut facile de remonter à la cause de l'épidémie. La contagion ne cessa qu'après qu'on eut sacrifié toutes les bêtes malades et qu'on eut défendu aux tuberculeux de l'asile voisin de se promener dans la ferme et ses dépendances. »

Réciproquement, la vache peut infecter l'homme.

M. le professeur Nocard, de l'École vétérinaire d'Alfort, raconte à ce sujet :

« Il y a douze ans, dans un couvent près de Chartres, huit jeunes filles, appartenant à des familles indemnes de toute tare tuberculeuse, furent en même temps atteintes de phtisie ; on fit des recherches et on reconnut que la vache du couvent, dont **ces jeunes filles buvaient le lait**, était atteinte de mammite tuberculeuse. »

Le **lait** fourni par une vache tuberculeuse n'est pas nécessairement dangereux. Mais il devient nocif pour l'homme, **et surtout pour l'enfant**, quand l'animal qui le fournit est atteint de **mammite tuberculeuse** ou **tuberculose de la mamelle**.

Les viandes tuberculeuses peuvent également être un agent de contagion. Il faut particulièrement se défier du porc, car cet animal contracte facilement la tuberculose, sa chair entre pour une grande part dans l'alimentation des gens de la campagne et, surtout quand elle est fumée, elle est consommée crue ou mal cuite.

3° Contagion par inoculation. — Lorsque des bacilles se trouvent en contact avec une plaie ouverte ou une lésion quelconque, l'individu peut être infecté : c'est la contagion par **inoculation**.

La tuberculose est aussi transmissible par le **tatouage** fait par des opérateurs tuberculeux, qui ont l'habitude de dissoudre dans **leur propre salive** les couleurs dont ils imprègnent la peau.

QUESTIONNAIRE

Comment peut-on contracter la tuberculose par suite de mauvaises habitudes d'écolier? — Pourquoi faut-il éviter de consommer les denrées qui ont fait l'étalage? — Citez des exemples prouvant que la tuberculose est transmissible : 1° de l'homme aux animaux; 2° des animaux à l'homme. — Comment la tuberculose animale peut-elle infecter l'homme? — La tuberculose ne peut-elle pas aussi se transmettre par inoculation? — Comment?

CINQUIÈME LEÇON

La prédisposition.

Vous le voyez, mes amis, le mal est **terrible**; l'ennemi nous guette de toutes parts; le bacille de la tuberculose est partout : dans l'air que nous respirons, dans le lait que nous buvons, dans les aliments que nous mangeons.

Il ne faudrait pas cependant perdre la tête, se croire voué à la contagion certaine et considérer les phtisiques comme des parias, qu'il faut fuir, comme on fuyait autrefois les lépreux.

Pour qu'une graine germe et se développe, il faut un terrain qui lui convienne; de même, pour que le bacille de Koch se développe, se multiplie et exerce ses ravages, il faut qu'il trouve **un terrain favorable**, c'est-à-dire un organisme **prédisposé** à la tuberculose.

Cette **prédisposition** est **innée** ou **acquise**.

Elle est innée quand les enfants l'apportent en naissant. La descendance des tuberculeux, des alcooliques et des dégénérés, les enfants scrofuleux, rachitiques, débiles, etc., sont évidemment prédisposés et n'ont pas la force nécessaire pour résister à l'invasion du bacille.

Différentes causes peuvent amener, chez des sujets robustes et sains jusqu'alors, une prédisposition à contracter la tuberculose, en débilitant leur organisme.

Telles sont :

Les maladies graves (bronchite prolongée, pneumonie, pleurésie, rougeole, diabète, etc.);

Le surmenage physique ou intellectuel;

Les excès de toutes sortes;

La misère et les privations;

Le logement.

De ces causes, nous parlerons des deux principales, qu'il est au pouvoir de chacun de combattre.

Ce sont :

1° L'alcoolisme;

2° Le logement.

QUESTIONNAIRE

Que faut-il pour que le bacille de Koch puisse vivre et se multiplier dans un organisme? — Combien de sortes de prédispositions? — Quelles sont les causes qui produisent la prédisposition innée? — Comment un sujet robuste et sain peut-il accidentellement, devenir prédisposé à la tuberculose? — Quels sont les deux principaux facteurs de cette prédisposition?

SIXIÈME LEÇON

La tuberculose et l'alcoolisme.

Les médecins et les sociologues sont d'accord pour constater que le nombre des décès par tuberculose suit le mouvement ascendant de la consommation des alcools, absinthes, liqueurs et spiritueux de toute sorte.

Depuis fort longtemps déjà, les médecins avaient remarqué que l'ivrognerie conduit à la phtisie.

Aujourd'hui, tous les médecins ont constaté que l'alcoolisme favorise la tuberculose en rendant le terrain apte à recevoir et à faire fructifier le bacille.

C'est l'opinion que M. le professeur Landouzy synthétisait en disant « **l'alcoolisme fait le lit de la tuberculose** » et que M. Hayem avait exprimée d'une façon humoristique par cet aphorisme : « La phtisie se prend sur le zinc ».

Plus de la moitié des cas de tuberculose doivent être attribués à l'alcoolisme.

L'alcool, en effet, débilite, affaiblit, dégrade l'organisme; il n'**engendre** pas la tuberculose, mais il rend ceux qui en abusent incapables de résister à l'invasion du bacille qui trouve en eux un excellent terrain pour son développement.

En s'éliminant en nature par les muqueuses, l'alcool y produit des effractions, des lésions qui servent de porte d'entrée au bacille de Koch.

Ce sont les altérations des muqueuses digestives et respiratoires, les troubles de la nutrition produits par l'alcool qui rendent souvent si grave la tuberculose des buveurs, en même temps qu'ils les prédisposent tout particulièrement à l'infection.

On pourrait citer des centaines d'exemples de malades que rien ne pouvait faire suspecter de candidature à la tuberculose et qui sont devenus tuberculeux du fait de l'alcoolisme seul.

On sait, par exemple, que la tuberculose, naguère inconnue chez les nègres, y fait aujourd'hui des ravages en rapport direct avec la consommation de mauvais alcools.

Le Dr Brunon, de Rouen, rapporte que, sur 16 tuberculeux vus par lui en consultation, **11 étaient alcooliques** et 5 non alcooliques; **les 11 alcooliques moururent**, des 5 autres, 2 sont morts, 2 guéris, 1 amélioré.

Ce médecin estime, d'ailleurs, que tous les campagnards normands et riches qu'il voit en consultation, atteints de tuberculose, **sont tous alcooliques et arrivés à la tuberculose par l'alcool.**

Le Dr Jacquet relève, sur un ensemble de 252 malades atteints de phtisie pulmonaire, **180 alcooliques, soit 71, 42 p. 100**!

Dans un dispensaire parisien, les observations ont porté sur 50 malades, tous atteints de tuberculose grave, 32 hommes et 18 femmes.

*

Sur 32 hommes, **26 étaient alcooliques**; ils buvaient tous, le matin à jeun, l'estomac vide, de l'eau-de-vie, et au moins 2 litres de vin par jour; un seul ne buvait que du vin, mais 5 à 6 litres; un seul du rhum, mais 10 à 12 petits verres par jour. Tous prenaient des **apéritifs** (absinthe, vermout, bitter), pas moins de deux, quelquefois jusqu'à 6; 9 ne prenaient que de l'absinthe; 2 se grisaient abominablement chaque samedi avec l'absinthe.

Parmi ces 32 phtisiques, cinq seulement descendaient de parents tuberculeux.

Tous ces tuberculeux étaient des hommes solides, robustes, que rien ne prédisposait à la tuberculose; tous gagnaient assez largement leur vie pour n'avoir pas à endurer de privations : **seul l'alcoolisme intensif les avait conduits à la phtisie.**

D'ailleurs, l'influence néfaste de l'alcool ressort nettement encore, par le contraire, des observations faites chez les femmes.

Sur 18 cas, on constate 11 fois la prédisposition héréditaire; 9 fois les privations et le surmenage depuis longtemps supportés. Malgré cela, 7 avaient de quarante à cinquante ans et, bien que débiles, malgré le travail et les privations, elles avaient, **parce que sobres**, pu lutter jusqu'à cet âge et luttaient encore.

Par contre, deux femmes robustes, aux allures viriles, l'une de trente ans, cuisinière, l'autre de quarante, tripière, **sans antécédents tuberculeux, mais alcooliques, devenaient tuberculeuses** et présentaient des **formes graves.**

A Bruxelles, sur **1 000 décès de garçons de café, 666 sont dus** à la **tuberculose**.

Nous ajouterons que la tuberculose pulmonaire de l'alcoolique est particulièrement grave : **un alcoolique phtisique peut être considéré comme incurable.**

Tout ceci, d'ailleurs, vient corroborer ce qui vous a été dit par vos maîtres dans leurs leçons d'enseignement antialcoolique.

Lutter contre l'alcoolisme, c'est lutter contre la tuberculose.

QUESTIONNAIRE

Quelle est, d'après les meilleurs médecins spécialistes, l'influence de l'alcoolisme sur la tuberculose? — Citez quelques aphorismes résumant d'une façon saisissante cette action: L'alcool engendre-t-il la phtisie? — Comment agit-il? — Citez quelques exemples prouvant que la mortalité chez les tuberculeux phtisiques est considérable. — Conclusion.

SEPTIÈME LEÇON

Influence des locaux.

Logements, Ateliers, Bureaux, Écoles insalubres. — L'influence des locaux sur le développement et la propagation des maladies est considérable, et on ne saurait trop insister sur l'importance de l'amélioration du logement des classes ouvrières.

Un homme voué à la tuberculose par sa naissance ou par accident pourra échapper à l'infection, s'il vit dans un milieu sain, dans un logement où **l'air et la lumière pénètrent largement.**

Au contraire, un homme sain, robuste et vigoureux, vivant dans un milieu insalubre, sans air et sans lumière, s'étiolera et pourra facilement contracter la maladie.

« **Quand l'air et la lumière ne pénètrent pas dans une maison**, dit un proverbe persan, **le médecin y entre souvent.** »

Le soleil, en effet, est un **grand tueur de microbes.**

Tandis que des crachats peuvent, dans l'obscurité, conserver indéfiniment leur virulence, **le soleil tue en quelques heures les bacilles** qu'ils contiennent et les rend inoffensifs.

Cette rapide destruction des germes tuberculeux par le soleil explique la moindre nocuité du bacille dans les régions méditerranéennes, où les phtisiques sont si nombreux, mais où le soleil brille toute l'année.

Il est donc d'une importance capitale de choisir un

appartement recevant directement les rayons du soleil et s'aérant facilement.

Nous connaissons déjà l'action des rayons solaires. Si l'aération est imparfaite, l'air de l'appartement, en même temps qu'il s'appauvrit en oxygène, se charge d'acide carbonique et de miasmes qui débilitent notre organisme et le rendent incapable de lutter contre les épidémies et les maladies contagieuses.

D'autre part, quand plusieurs personnes occupent une chambre unique, souvent peu spacieuse, servant à la fois de cuisine, de salle à manger et de chambre à coucher, si l'une d'elles devient tuberculeuse, les autres sont presque fatalement vouées à la contagion.

Combien de fois les médecins n'ont-ils pas eu devant les yeux le triste tableau suivant :

« Un ouvrier vit à l'aise, dans une ou deux chambres, avec sa femme et ses enfants. Il est pris de tuberculose. Sa femme le soigne avec un dévouement qui, je le dis avec fierté, est une règle dans tous les milieux de notre société. Elle lutte pour subvenir aux besoins de la famille ; les ressources s'épuisent, la maladie du mari s'aggrave, la misère s'abat avec ses privations sur la mère et les enfants. Bientôt cette dernière tombe malade, contagionnée par son mari ; tous deux prennent le chemin de l'hôpital ; les enfants sont recueillis par l'Assistance publique, mais déjà ils portent en eux le germe de la maladie : ils sont voués à la mort ou aux infirmités.

« C'est ainsi que se propage la tuberculose : elle enlève les parents par la phtisie, les enfants par la méningite, la tuberculose osseuse ou intestinale [1]. »

La mortalité par maladies contagieuses est d'autant plus élevée que les locaux sont plus encombrés.

A l'insalubrité naturelle du logement, il faut joindre l'insalubrité résultant du fait des occupants.

« Qui n'a pas été médecin du bureau de bienfaisance, dit le docteur Séailles, qui n'a pas, à toute heure du jour et de la nuit, franchi le seuil de cette unique

1. P. Brouardel, *Lutte contre la tuberculose*, p. 35.

chambre, souvent mal aérée, sans air, sans lumière, ne peut se faire une idée du désordre, de la saleté parfois repoussante qui règnent dans ces réduits de l'agglomération.

« C'est dans ces chambres que **l'on fait tout** : on y cuisine, on y mange, on y dort. Les mouches et autres parasites attirés par les détritus, voltigent ou courent de tous côtés, transportant avec eux et semant partout le bacille de Koch, qui pullule dans ces excellents milieux de culture. C'est là que nos malades toussent, qu'ils crachent, qu'ils maigrissent et qu'ils meurent. S'ils y vivaient seuls, le mal serait moins grand. Le phtisique est laissé seul en général tout le jour; il tousse, il crache par terre; il est facile dès lors de comprendre le danger que vont courir les enfants rentrant de l'école ou les travailleurs rentrant pour prendre du repos. On profite de ce moment pour faire semblant de nettoyer la pièce; on balaie, et des crachats desséchés s'élève le microbe suspendu dans l'air; il est inhalé et déposé dans les bronches, sur le larynx, porte d'entrée la plus commune de la maladie. » (Dr Séailles, *La France médicale*, 22 janvier 1897.)

La maison insalubre est donc le foyer où se cultive et d'où se répand et se propage la tuberculose.

Et n'allez pas croire qu'il n'y ait des logements insalubres que dans les villes, dans les grandes agglomérations ouvrières. Combien de paysans, combien d'ouvriers agricoles couchent dans des chambres sombres, humides, sans fenêtres, dans des écuries ou des étables à peine transformées, dont le plancher en terre battue reçoit et conserve toutes les souillures!

En Bretagne, où la mortalité par tuberculose est considérable, à l'affaiblissement et à la prédisposition provenant de l'alcoolisme ou de l'insalubrité du logement, des privations et de la mauvaise alimentation, il faut ajouter une autre cause de déchéance physique : le **lit**.

Le lit breton est une sorte d'armoire en bois, **fermée**, dans laquelle on entre par un trou. Là couchent le père, la mère et les enfants, car **la même armoire**

contient plusieurs lits superposés. Une nuit profonde règne dans cette singulière alcôve et quand un tuberculeux vit et meurt dans une de ces armoires, tous les membres de la famille succombent rapidement à la même infection.

Ainsi si **le taudis est le pourvoyeur du cabaret, le cabaret engendre la phtisie**.

Ce que nous venons de dire pour les habitations particulières est encore bien plus vrai pour les locaux destinés aux collectivités.

Ateliers, bureaux, écoles, casernes, théâtres, doivent réunir toutes les prescriptions de l'hygiène, sous peine de devenir des foyers de tuberculose.

QUESTIONNAIRE

Le logement n'exerce-t-il pas une influence importante sur la santé et la force de résistance de ceux qui l'habitent? — Quel est le principal tueur de microbes? — Expériences qui le prouvent. Qu'en concluez-vous? — Qu'entendez-vous par logements insalubres? — Quels sont les dangers de l'entassement de plusieurs personnes dans une pièce unique? — N'y a-t-il pas des logements insalubres par la faute de leurs occupants? — Rappelez à ce sujet ce que dit le Dr Séailles. — Citez des logements insalubres à la campagne. — Citez-en en Bretagne. — Montrez les dangers du lit breton.

CHAPITRE II

La Tuberculose est *évitable*

HUITIÈME LEÇON

La tuberculose est évitable.

Si nous avons été, chers enfants, assez heureux pour vous intéresser jusqu'ici, vous savez désormais que :

1° La tuberculose est **contagieuse** ; l'agent de la contagion est un germe, un bacille, le bacille de Koch;

2° Ce bacille provient ordinairement des **crachats desséchés** et pénètre le plus souvent dans notre organisme par les voies respiratoires;

3° Le germe de la tuberculose peut encore être mis en contact avec nos organes par le **lait provenant de vaches atteintes de mammite tuberculeuse**, par l'ingestion de viandes tuberculeuses mal cuites ou d'aliments souillés de poussières tuberculeuses;

4° Enfin, des bacilles de la tuberculose mis en contact avec une plaie, soit par accident, soit par la barbare et stupide coutume du **tatouage**, peuvent communiquer l'infection.

5° La prédisposition, innée ou acquise, rend l'infection plus ou moins facile ou rapide. Heureusement, presque tous les sujets robustes et sains sont réfractaires à la contagion;

6° L'**alcoolisme** est le **pourvoyeur**, le **fourrier** de la tuberculose; la phtisie se prend sur le zinc et les phtisiques alcooliques sont presque toujours incurables;

7° Les logements insalubres, ne voyant pas le soleil, mal éclairés, mal aérés, les appartements surpeuplés, malpropres, aident puissamment à la propagation des maladies contagieuses en général, et de la tuberculose en particulier.

Ceci étant bien entendu, connaissant l'origine et la nature de l'infection et ses divers modes de propagation, vous conclurez certainement avec nous que **la tuberculose est évitable**.

Il suffit, pour échapper à la contagion, de se soustraire aux causes qui la déterminent. Faire la guerre au crachat, principal agent de contagion, prendre des précautions contre la tuberculose, lutter contre la prédisposition, assainir nos logements, éviter les excès et suivre les prescriptions de l'hygiène : tels sont les moyens d'échapper à la contamination, que nous allons étudier dans les leçons qui vont suivre.

QUESTIONNAIRE

Résumez les leçons qui vous ont été faites sur la tuberculose. Montrez que la tuberculose est contagieuse. — Comment se propage la contagion? — Quelles sont les différentes causes qui rendent cette contagion plus facile et plus rapide? — Pouvez-vous conclure, de ce qui précède, que la tuberculose est évitable? — Que faut-il faire pour cela?

NEUVIÈME LEÇON

Guerre aux crachats. Le crachoir.

L'ennemi, c'est le crachat. C'est par les crachats que le tuberculeux rejette au dehors les germes qui pourront contaminer une foule d'autres personnes.

Si le crachat, jeté à tort et à travers, arrive à se dessécher, il peut, au moindre courant d'air, être répandu dans l'air sous forme de poussière chargée de germes. Quiconque aspire cette poussière court le risque de devenir tuberculeux, si son organisme constitue un terrain favorable pour le développement du bacille.

Donc : **cracher à terre constitue une habitude à la fois dégoûtante et dangereuse** et vous aurez à cœur, chers enfants, de renoncer à une pratique qui peut avoir de si funestes conséquences.

Car, ne l'oubliez pas : **toutes les mesures que l'on prendra pour lutter contre la tuberculose, tous les millions que l'on dépensera pour construire des sanatoriums ne produiront vraiment leur effet que le jour où les tuberculeux renonceront à cracher par terre.**

Or, beaucoup de personnes sont phtisiques **sans s'en douter.**

Il faut donc que **chacun de nous agisse comme s'il était infecté** et prenne l'engagement formel, l'engagement patriotique de cracher le moins possible et **jamais par terre,** et de faire l'éducation des cracheurs qui l'entourent.

A la maison, à l'école, au bureau, à l'atelier, dans les endroits publics, nous cracherons dans **un crachoir**, sans nous associer aux plaisanteries faciles et de mauvais goût qui ont été faites sur cet appareil si utile si son emploi se généralisait.

En omnibus, en chemin de fer, nous ne **cracherons jamais**, ou, si le besoin impérieux s'en fait sentir, nous le ferons dans notre mouchoir.

Dans la rue, crachons dans le ruisseau. Dans la cour de l'école ne crachons jamais.

Le **crachoir**, en métal émaillé ou en faïence, facile

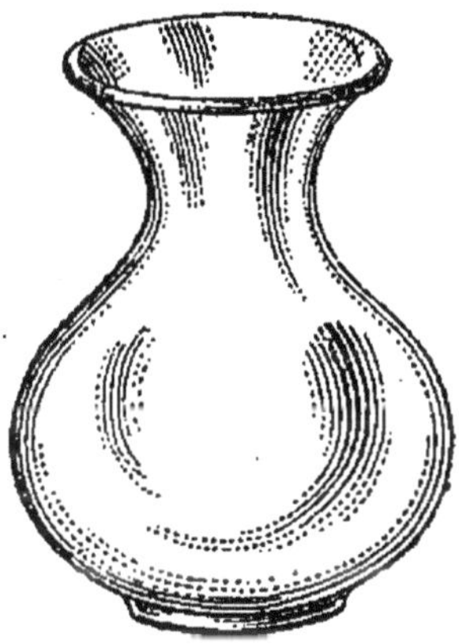

Fig. 3. — Crachoir de chambre.

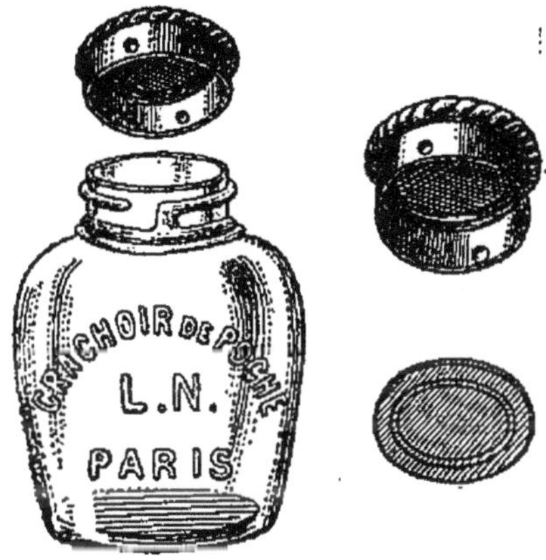

Fig. 4. — Crachoir de poche.

à nettoyer, sera **posé sur un support assez élevé** pour que les crachats y tombent facilement et pour que les animaux ne puissent y atteindre : sans ces précautions, les animaux domestiques pourraient devenir tuberculeux et contaminer leurs maîtres.

Le crachoir sera **toujours rempli d'eau ou de sciure humide**, mais **jamais de matières sèches et pulvérulentes, qui hâtent la dessiccation des crachats et les rendent plus rapidement dangereux.**

Si on emploie de la sciure de bois humide, le contenu en sera détruit, **au moins une fois par jour**, dans le feu.

Avant de vider les crachoirs dans les water-closets, il est **indispensable** d'en faire bouillir pendant cinq minutes le contenu, avec une cuillerée à café de soude, par litre d'eau.

S'il n'y a pas de water-closets, les crachats seront stérilisés comme il est indiqué ci-dessus et enterrés assez profondément. La stérilisation est très importante. Sans cette précaution, les voisins peuvent s'infecter et les animaux domestiques — et surtout les porcs, très susceptibles — peuvent devenir tuberculeux.

Il est également dangereux de laver les linges de tuberculeux dans les ruisseaux et abreuvoirs où les vaches et les autres animaux domestiques viennent boire, de cracher sur les prairies, dans les étables et dans les écuries.

Toutes ces recommandations vous paraîtront peut-être puériles et exagérées : **elles sont d'une extrême importance et résument toute la lutte antituberculeuse.**

Enfin, il faut que les tuberculeux sachent bien qu'ils ont le devoir strict de faire tout pour ne pas semer autour d'eux la contagion.

Jamais ils ne cracheront par terre ni dans leur mouchoir de poche, mais dans un crachoir de poche — on en fait aujourd'hui de très pratiques, d'un extrême bon marché, — contenant de l'eau ou un liquide antiseptique, et qui sera nettoyé chaque jour à l'eau bouillante additionnée de soude.

QUESTIONNAIRE

Où se trouve surtout le bacille de la tuberculose? — Comment les germes contenus dans les crachats sont-ils mis en liberté? — Pourquoi ne faut-il pas cracher par terre? — Décrivez quelques modèles de crachoirs. — Pourquoi le crachoir doit-il être posé sur un support assez élevé? — Que doit contenir le crachoir? — Que faut-il faire de son contenu? — Quelles précautions faut-il prendre? — Pourquoi ne faut-il même pas cracher sur le sol d'une prairie, d'une étable, d'une écurie ou d'une porcherie? — Quelle résolution chacun de nous doit-il prendre? — Pourquoi est-il très dangereux de cracher dans une cour d'école?

DIXIÈME LEÇON

Guerre aux poussières.

Tant qu'il y aura des gens malpropres et imprudents qui cracheront par terre, il y aura dans les poussières des germes de maladies contagieuses, des bacilles de tuberculose.

Nous avons donc le devoir de nous défendre contre les poussières qui, dangereuses par les germes qu'elles contiennent, le sont également par elles-mêmes.

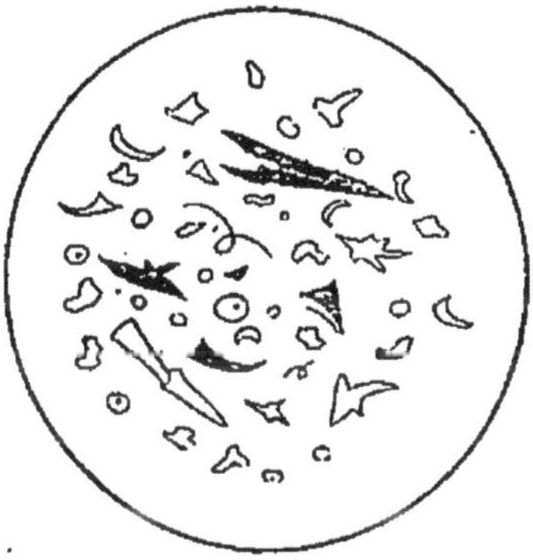

Fig. 5. — Poussières de Paris.
(Fragments noirs et acérés de charbon.)

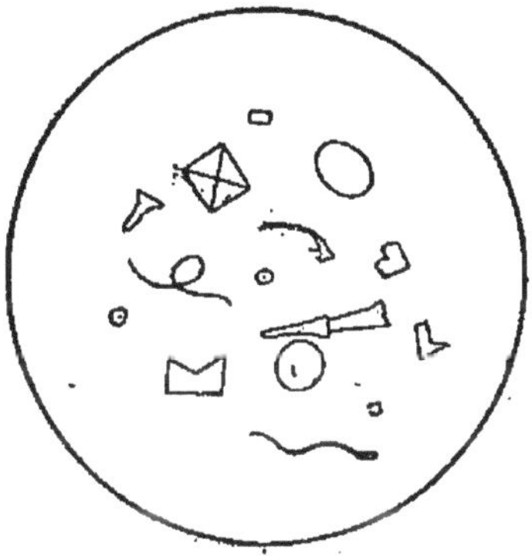

Fig. 6. — Poussières du bord de la mer.
(D'après une préparation du Dr Cazin, de Berk. Débris végétaux inoffensifs. Cristaux cubiques de chlorure de sodium expliquant les propriétés vivifiantes de l'air marin.)

« La quantité de poussière contenue dans l'air est parfois énorme. Dans les rues des grandes villes, les poussières, le soir surtout, forment un vrai nuage sombre. Quand un rayon de soleil pénètre dans une chambre obscure, on voit les fines particules poussiéreuses s'éclairer sur tout le trajet du rayon. Malheureusement ces particules (voir fig. 5 et 6) sont souvent pointues, irrégulières. Si petites qu'elles soient, leurs aspérités irritent et éraillent la délicate muqueuse des bronches. Cette couche protectrice une fois entamée, la pénétration des microbes (toujours mélangés aux poussières) devient beaucoup plus facile. Les poussières des villes renferment trop souvent, outre les fragments aigus de charbon et de silice, des parcelles détachées de crachats tuberculeux : elles sont une des principales causes de la phtisie[1]. »

Vous avez vu balayer, ou vous avez balayé vous-mêmes les salles de classe de votre école. Quels nuages de poussière sont soulevés ainsi et vont se déposer partout : sur vos tables, vos livres, vos cahiers, vos porte-plumes et crayons ? On a ensuite pris le **plumeau** pour **épousseter**, c'est-à-dire pour **déplacer la poussière** et la mettre en mouvement une seconde fois.

Eh bien! **ce sont là des pratiques détestables et dangereuses**, **auxquelles il faut absolument renoncer**.

En effet supposez — et cela n'a rien d'invraisemblable, hélas! — un tuberculeux dans l'école, ou quelqu'un d'entre vous ayant apporté des bacilles avec la boue de ses chaussures — chose encore très vraisemblable. — Le balayage et l'époussetage à sec font voltiger partout la poussière et les germes dont elle est chargée.

Quand vous rentrerez en classe, vous respirerez ces poussières malfaisantes ; pour peu que vous ayez la funeste habitude de lécher vos ardoises, de ronger vos porte-plume et vos crayons, de tourner les pages de vos livres avec votre doigt mouillé, **il y a des chances pour que vous absorbiez des bacilles de Koch**, qui, s'ils trouvent en vous un terrain prédisposé, auront vite fait de vous contagionner.

Et ce que nous disons pour nos salles de classe est vrai pour tous les locaux : appartements particuliers, chambres de malades et salles d'hôpitaux, ateliers et bureaux, salles de théâtre, de conférences et de réunions.

Partout, il est nécesaire de **substituer le balayage et l'essuyage humides** au balayage et à l'époussetage à sec.

1. 2. 3. *Précis pratique d'hygiène populaire*, par le Dr Plicque, chez Plon-Nourrit.

Déjà un certain nombre d'inspecteurs d'Académie ont adressé des instructions en ce sens pour le nettoyage des établissements universitaires. Il est nécessaire que les particuliers, les patrons s'associent à cette guerre aux poussières, en attendant que les pouvoirs publics interdisent dans les préaux d'écoles les réunions électorales et, dans les salles de classe, les ventes publiques.

Les planchers à balayer seront préalablement parsemés de sable **mouillé** ou de sciure fortement **humide**, et les poussières recueillies seront brûlées.

Les appartements seront balayés avec une **toile humide**. Les linges employés pour le balayage et l'époussetage humides seront bouillis dans l'eau additionnée de soude.

Dans nos appartements, et surtout dans nos chambres à coucher, nous éviterons, autant que possible, les lourds rideaux, les épaisses tentures, les tapis et tapisseries, véritables nids à poussière, réceptacles des germes de toutes sortes de maladies.

QUESTIONNAIRE

Pourquoi les poussières sont-elles dangereuses par elles-mêmes? — Comment sont-elles dangereuses par les germes qu'elles contiennent? — Pourquoi faut-il absolument renoncer au balayage et à l'époussetage à sec? — Comment doit se faire un balayage rationnel et hygiénique? — Que pensez-vous de l'usage du plumeau? — Que faut-il lui substituer? — Etes-vous partisan des réunions publiques dans les préaux d'écoles et des ventes dans les salles de classe? Pourquoi?

Que pensez-vous des tapis, rideaux et tentures qui encombrent certains appartements? — Comment comprenez-vous l'ameublement d'une chambre à coucher hygiénique?

ONZIÈME LEÇON

Guerre aux logements insalubres.
Les habitations à bon marché.

Nous avons vu combien un logement insalubre prédispose ses occupants à la contagion.

S'il ne nous est pas toujours loisible de choisir notre appartement, notre école, notre bureau ou notre atelier, il nous appartient au moins d'y **faire régner une propreté méticuleuse**, d'en renouveler l'air tous les jours, **plusieurs fois par jour, quelle que soit la température extérieure.**

Il nous appartient aussi, quand c'est possible, d'apporter tous nos soins, toute notre attention dans le choix de notre logement et de faire l'impossible pour arriver à avoir notre petite maison à nous, riante et saine.

« Au point de vue de l'hygiène sociale, nous dit le Dr Plicque [1], on ne saurait trop insister sur l'importance de l'habitation des classes pauvres. Les logements insalubres sont une des causes les plus redoutables des maladies et, pour la race, d'étiolement. L'excellente loi du 30 novembre 1894, facilitant la création d'habitations à bon marché et leur accordant une série d'avantages divers : simplification des formalités en cas de décès, affranchissement de contributions, est trop peu connue en France. Elle permettrait de grandes améliorations hygiéniques.

« L'idéal patiemment poursuivi par toute une série de sociétés philanthropiques anglaises : **assurer une maison par famille**, constitue le plus grand des progrès hygiéniques, un véritable bienfait social et moral.

« La comparaison de la mortalité des cinq grandes capitales, avec le nombre des habitants par maison, montre le rôle sanitaire de ces maisons individuelles. Comme on va le voir, le taux des décès est exactement proportionnel au surpeuplement, à la densité de la population.

« Londres, malgré un mauvais climat, est, comme salubrité, privilégié. L'amour des Anglais pour le **home**, leur passion pour la maison de famille, ne permet presque que des constructions isolées. La grande ville ne sert guère que comme centre momen-

1. *Précis pratique d'hygiène populaire*, déjà cité.

tané de réunion pour le travail du jour. Le soir venu, chaque ouvrier regagne, parfois fort loin dans la banlieue, sa maison individuelle et bien à lui. Par suite, le nombre moyen d'habitants par maison est seulement de 8. La mortalité par 1 000 habitants et par an est de 23.

« Berlin vient en deuxième ligne, avec 32 habitants par maison et 25 pour 1 000 de mortalité.

« Paris, qui a 35 habitants en moyenne par maison, n'occupe que le troisième rang. Sa mortalité annuelle est de 28 pour 1 000. La situation de Paris va, par malheur, plutôt en s'aggravant. Les rares jardins qui survivaient, les espaces libres disparaissent chaque jour. Ils sont trop souvent remplacés par d'immenses bâtisses, des casernes sombres, avec étages multipliés. Cet entassement d'étages offre toujours des conditions hygiéniques défectueuses.

« Saint-Pétersbourg, avec 52 habitants par maison, atteint une mortalité de 41 pour 1 000.

« Vienne enfin, la capitale la plus surpeuplée, ayant 55 habitants par maison, offre une mortalité énorme, plus que double de celle de Londres, atteignant 87 décès annuels pour 1 000 habitants! Les ravages de la tuberculose y sont tels que cette maladie est souvent décrite, dans les livres allemands, sous le nom de **maladie viennoise** (*morbus Viennensis*). »

Cette statistique est un peu aride peut-être, mais elle montre l'importance pour les familles ouvrières de rechercher une habitation **particulière**, un foyer, une famille. Nombre d'excellentes sociétés leur permettent, moyennant le paiement d'une annuité ne surpassant pas beaucoup le paiement d'un loyer annuel, de se créer un intérieur, un petit coin bien à soi, qu'on soigne, qu'on embellit, qu'on améliore chaque jour, parce qu'on est sûr de ne point le quitter.

Le jour où les ouvriers et les petits employés useront du droit que leur confère la loi sur les habitations à bon marché, la lutte antituberculeuse aura fait un grand pas.

QUESTIONNAIRE

Comment peut-on améliorer un logement insalubre? — Montrez, en comparant la mortalité dans les cinq grandes capitales européennes, l'influence du surpeuplement sur la mortalité. Dites ce que vous savez sur les habitations à bon marché.

DOUZIÈME LEÇON

La désinfection.

Notre logement, sans être insalubre naturellement, peut avoir été **souillé** et **infecté** par les occupants qui nous ont précédés.

Quand nous prenons possession d'un nouvel appartement, il est donc prudent de le **nettoyer de fond en comble** et de procéder à sa **désinfection**.

Dans les grandes villes, c'est facile : il suffit de s'adresser aux établissements spéciaux; souvent même, ce sont des fondations municipales, gratuites pour les indigents. On ne saurait donc trop conseiller de demander leur concours.

A la campagne, les difficultés sont beaucoup plus grandes.

En Seine-et-Oise, l'*Œuvre antituberculeuse des Instituteurs* a, sur les indications du Dr Plicque, assez bien résolu ces difficultés par l'emploi de deux désinfectants simples, efficaces et peu coûteux : l'**eau de Javel** et le **soufre**.

Ces désinfectants sont bien connus; ils ont l'avantage d'être inoffensifs, même entre des mains inexpérimentées.

L'eau de Javel ordinaire du commerce, **même étendue au vingtième, agit puissamment sur le bacille tuberculeux.** Cette action s'est montrée très constante dans les expériences de Besançon. En ajoutant à la solution **trois parties de savon noir pour cent**, on la rend encore **plus active**.

Cette solution peut être employée pour **tremper le linge**, laver les meubles, les murs et les parquets. Dans la plus humble campagne, il est facile de se procurer de l'eau de Javel.

Il est essentiel de frotter énergiquement, l'action mécanique aide puissamment celle du désinfectant.

La **combustion du soufre** donne un **désinfectant gazeux, l'acide sulfureux**, très actif, **très pénétrant**, se **répandant partout** dans la pièce.

Son emploi est simple et peu coûteux; mais quelques **précautions sont à prendre pour éviter tout danger d'incendie**.

Il suffit de faire brûler, par mètre cube, **25 grammes de soufre** en canon dans la pièce à désinfecter. Le soufre **concassé** est arrosé d'alcool et placé dans des vases en terre réfractaire. Afin d'éviter tout danger d'incendie, ces vases sont mis eux-mêmes sur une couche de sable de plusieurs centimètres. L'opérateur enflamme l'alcool qui communique le feu au soufre, et s'éloigne en fermant hermétiquement la porte.

Ce procédé, dans diverses épidémies de casernes ou d'écoles, s'est montré d'une grande efficacité.

Il offre toutefois un inconvénient. Les objets métalliques (fer, dorure des cadres) doivent être soigneusement graissés de vaseline pour ne pas être attaqués et ternis par le gaz sulfureux. La désinfection par le soufre est tout indiquée quand on vient occuper un nouvel appartement, **même remis à neuf**.

Le **lait de chaux**, qui se prépare en mélangeant par parties égales la chaux grasse et l'eau, **est un désinfectant très énergique**. Fraîchement préparé, il convient particulièrement pour la désinfection des matières fécales, des fosses, égouts, puisards, mares, et pour le **badigeonnage des murs et des planchers des étables, écuries, porcheries** infectées.

QUESTIONNAIRE

Que faut-il faire quand on prend possession d'un appartement nouveau, même remis à neuf? — Comment procède-t-on à la désinfection dans les grandes villes? — Citez deux procédés de désinfection très facilement applicables à la campagne, et employés avec succès par l'œuvre antituberculeuse des Instituteurs? — Comment procède-t-on à la désinfection par l'eau de Javel? — Comment désinfecte-t-on au soufre? — Quelles précautions faut-il prendre pour éviter tout danger d'incendie? — Pour garantir les objets métalliques? — Comment prépare-t-on le lait de chaux? — Où l'emploie-t-on?

TREIZIÈME LEÇON

Précautions contre la contagion par les animaux tuberculeux et par les aliments contaminés.

Ce que nous avons dit, dans notre quatrième leçon, sur la propagation de la tuberculose par la voie digestive vous permettra de vous garantir de la contagion.

La contagion pouvant se communiquer **par le lait**, il est indispensable de le **stériliser** avant de le consommer, surtout s'il est destiné à l'alimentation des enfants.

Le meilleur procédé de stérilisation est l'**ébullition**; malheureusement cette opération lui fait perdre ses gaz et lui communique une saveur beaucoup moins agréable que celle du lait cru. Dans les laiteries, on chauffe le lait, par la vapeur, à 75° : c'est la **pasteurisation**. Ce **lait pasteurisé** conserve sa saveur et est inoffensif.

Les porcs contractent très facilement la tuberculose et peuvent la communiquer à l'homme. Les éleveurs devront donc surveiller la nourriture de ces animaux, se garder de leur donner du lait ou des résidus de laiterie provenant de vaches tuberculeuses, ou ne les employer qu'après les avoir fait bouillir.

Les étables, écuries et porcheries seront tenues en parfait état de propreté, débarrassées des poussières et des toiles d'araignées, convenablement aérées et éclairées.

Enfin, si les abattoirs, les boucheries et charcuteries

des grandes villes sont soumis à l'inspection de vétérinaires compétents, qui **saisissent et font détruire toute viande suspecte**, il n'en est pas de même dans les campagnes. Aussi devons-nous, avant de la manger, faire **cuire convenablement** la chair du bœuf, de la vache et du porc.

Si nous prenons du lait chez un fermier ou chez un nourrisseur, **exigeons qu'il s'assure du bon état sanitaire de ses vaches.**

Il y a, en effet, un procédé qui permet de reconnaître si l'animal est sain ou tuberculeux. Il suffit de lui injecter sous la peau quelques centimètres cubes d'un liquide appelé **tuberculine**. Si l'animal est sain, il n'aura pas de poussée de fièvre; si, au contraire, il est tuberculeux, l'injection de tuberculine lui donnera la fièvre.

Les consommateurs, **s'ils savent s'entendre**, obtiendront facilement de leurs fournisseurs cette garantie. L'essai méthodique à la tuberculine, pratiqué par un **vétérinaire**, donnera non seulement la sécurité aux consommateurs, mais permettra d'abattre à temps les bêtes tuberculeuses, de désinfecter les étables et d'arrêter la propagation de la contagion : **d'où intérêt et sécurité pour les deux parties.**

Nous nous méfierons également des substances alimentaires qui restent **longuement à l'étalage**, exposées à toutes les poussières, à toutes les souillures, à tous les germes.

Quand nous serons **obligés** d'acheter des denrées ainsi exposées, nous aurons soin de les bien laver ou de les faire cuire convenablement.

QUESTIONNAIRE

Rappelez comment la tuberculose animale peut se transmettre à l'homme. — Quelles précautions y a-t-il lieu de prendre dans la consommation du lait? — Quelles garanties les consommateurs de lait peuvent-ils exiger de leurs fournisseurs? — En quoi consiste l'épreuve à la tuberculine? — Comment évitera-t-on la contagion par les viandes suspectes? — Pourquoi faut-il se méfier des denrées alimentaires qui font l'étalage? — Que faut-il faire quand on en consomme?

QUATORZIÈME LEÇON

Précautions personnelles. Lutte contre la prédisposition.

Tout le monde, fort heureusement, n'est pas apte à contracter la tuberculose; mais **tous** nous avons le devoir d'agir comme si nous l'étions

Nous lutterons donc de toute notre énergie contre toutes les causes qui peuvent nous **prédisposer** ou diminuer notre force de résistance.

Les précautions qui s'imposent à tous ceux qui, soucieux de leur santé personnelle et de l'avenir de notre race, veulent suivre nos conseils et lutter contre le fléau, peuvent se résumer en deux mots : **Propreté, Tempérance**.

I. — Propreté.

Nous avons mis en première ligne la **Propreté**. Nous estimons que toute la lutte se résume en une question d'hygiène et de propreté. Vous laverez **chaque jour, à grande eau, tout votre corps**. Vous savez, en effet, que la respiration par la peau, la respiration **cutanée** joue un grand rôle dans la vie. Or, ces fonctions de la peau ne s'exécutent bien que si elle est débarrassée de la couche grasse de la malpropreté. Si elles s'exécutent mal, elles imposent un supplément de travail aux poumons, les congestionnent et les prédisposent à la contamination.

Si la peau n'est pas propre, elle se couvre d'une couche de crasse qui constitue un excellent terrain pour les microbes : streptocoques, staphylocoques. De là des abcès, des clous, des maladies de la peau, parfois même des ulcérations provoquées par le bacille de Koch, et donnant naissance à d'affreux **lupus** (tuberculose de la peau).

Il est nécessaire de laver tout le corps, de changer de

linge matin et soir et de passer sur tout le corps un linge humide.

On ne saurait trop recommander les **bains tièdes et courts**, les bains-douches et les douches, qui donnent vigueur et santé; les bains froids, très peu prolongés, conviennent également aux gens robustes : **toutes ces pratiques d'hydrothérapie augmenteront considérablement notre force de résistance contre l'invasion des microbes.**

Les **mains**, exposées à toutes les souillures, peuvent déposer sur les aliments, sur le pain en particulier, des poussières riches en microbes : **elles seront lavées avec un soin spécial matin et soir, avant et après chaque repas.**

Les **ongles** seront tenus dans un état de rigoureuse propreté, car ils peuvent donner asile à de nombreux agents de contagion.

La **bouche** sera aussi l'objet de tous nos soins; matin et soir, après chaque repas, il faut se laver la bouche et les dents. Cette habitude a un double avantage : elle conserve les dents, si nécessaires pour une bonne digestion, et elle empêche les fermentations microbiennes qui se développeraient dans les dents cariées.

Dès l'enfance, il est excellent de prendre l'habitude de **respirer par le nez**, car les fosses nasales sont tapissées par du mucus, qui englobe les poussières et les germes dont elles sont chargées, et les détruit. Le nez est microbicide.

« **Bouche fermée, sante gardée** », dit avec raison un proverbe anglais.

La propreté du corps, si importante, n'est pas tout : nous devons, comme il a été dit dans la onzième Leçon, apporter tous nos soins à la méticuleuse propreté et à la salubrité de nos habitations.

QUESTIONNAIRE

Comment peut-on résumer les précautions que chacun de nous doit prendre pour résister à la contagion tuberculeuse? — Résumez les soins de propreté destinés à augmenter notre force de résistance. Comment faut-il respirer? — Pourquoi?

QUINZIÈME LEÇON

Précautions personnelles. Lutte contre la prédisposition.

II. — Tempérance.

Si nous voulons augmenter nos chances d'échapper aux maladies contagieuses, non seulement nous serons propres, mais nous serons, en même temps, **tempérants**.

Et nous entendons ici le mot **tempérance** dans son sens le plus large : **usage modéré de toutes choses.**

En conséquence, nous **éviterons tous les excès** : excès de boisson comme excès de table, excès de travail comme excès de plaisir.

Surtout, **nous fuirons l'alcool**; l'alcool qui produit la déchéance physique en même temps que la déchéance morale; l'alcool qui cause tant de misères, tant de deuils, de crimes et de larmes; l'alcool qui est le pourvoyeur des prisons et de l'échafaud, des asiles d'aliénés et des hôpitaux; l'alcool qui ouvre la porte à toutes les maladies et fournit plus de la moitié des décès par tuberculose.

Nuisible pour tous, l'alcool est surtout funeste pour les enfants et pour les femmes, dont le système nerveux est plus impressionnable.

La fumée du tabac produit également des désordres sur nos organes respiratoires. Nous résisterons donc à la tentation de contracter la mauvaise habitude de fumer.

Si nous négligeons les conseils qui précèdent, si nous nous laissons gagner par la malpropreté et par l'intempérance, nous serons exposés à la phtisie, à la méningite tuberculeuse, à la péritonite, à des maladies des os ou des articulations, à des scrofulides répugnantes.

Si, au contraire, nous profitons des leçons qui précèdent, si nous sommes propres et tempérants, nous échapperons à tous ces dangers, **même si nous y étions prédisposés par notre naissance.**

Oui, **même prédisposés par hérédité à la tuberculose, nous pouvons y échapper si nous savons le vouloir énergiquement.**

Pour cela, il faut évidemment suivre à la lettre tout ce qui vous a été dit.

Il faut, de plus, suivre une hygiène sévère; s'habituer à **respirer profondément** et par le nez; travailler, par une gymnastique appropriée, à **développer la poitrine**, car l'étroitesse de la poitrine expose tellement à la tuberculose que c'est l'un des cas les plus fréquents de réforme des jeunes conscrits.

Des mouvements variés des bras, des exercices de natation en plein air, **toujours en respirant par le nez**, contribueront à développer la poitrine.

La régularité des repas, le grand air, un travail modéré, une tenue régulière en classe, une profession appropriée au tempérament, une attention de tous les instants peuvent rendre robuste un enfant qui paraissait fatalement voué à la tuberculose, car :

« Il est faux que, suivant l'opinion malheureusement trop répandue dans le peuple, un tuberculeux par prédisposition héréditaire soit nécessairement incurable.

« La vérité, c'est que les chances de guérison sont les mêmes chez les tuberculeux prédisposés héréditairement que chez ceux qui ont acquis la tuberculose accidentellement.

« Il y a des centaines de cas de guérison de personnes qui sont parvenues à un âge avancé alors que leurs parents étaient morts de tuberculose. » (Dr Knopf. Traduction du Dr Sersiron).

QUESTIONNAIRE

Quelle est, dans la lutte contre la tuberculose, l'importance de la tempérance? — Rappelez quelques-uns des méfaits de l'alcool. — Quelle est l'action de la fumée du tabac? — La tuberculose héréditaire est-elle incurable? — Comment peut-on spécialement lutter contre la prédisposition innée ou héréditaire? — Comment faut-il respirer? — Peut-on développer la largeur de la poitrine? — Quelles sont les prescriptions particulières relatives à l'alimentation? — au travail scolaire? — à l'attitude en classe? — Conclusion.

CHAPITRE III

La Tuberculose est curable.

SEIZIÈME LEÇON

La tuberculose est curable.

Si, malgré toutes les précautions que nous aurons prises, il nous arrive de contracter la tuberculose, ne nous décourageons point pour cela, sachons que **la tuberculose est curable** : on ne saurait trop le répéter.

C'est même, suivant l'expression du Professeur Grancher, **la plus curable des maladies chroniques**, car elle se guérit souvent d'elle-même, combattue par nos moyens naturels de défense et de résistance.

La preuve, c'est que beaucoup de personnes ont été atteintes de tuberculose et se sont guéries, **sans même s'en apercevoir**.

Le Dr Letulle, qui s'intéresse si vivement à tout ce qui touche à la tuberculose, a fait le relevé, au point de vue des lésions tuberculeuses guéries, de 189 autopsies prises au hasard.

Sur ces 189 autopsies, **79 seulement** étaient **indemnes** de toute atteinte de tuberculose pulmonaire, et **110** présentaient des **lésions suspectes**, guéries depuis plus ou moins longtemps.

Tous les médecins légistes ont pu faire de semblables constatations.

Il y a donc beaucoup d'atteints, mais aussi, fort heureusement, beaucoup de guéris, puisque la moitié du genre humain a des **tubercules**, mais les supporte sans même se douter de leur présence : **telle est la signification du résultat des autopsies.**

Il est à remarquer que la plupart des sujets examinés n'avaient certainement pris, pour se guérir, aucune des précautions imposées ordinairement aux malades et que, souvent, les lésions constatées sont les cicatrices de vastes foyers, parfois de larges cavernes complètement cicatrisées.

Eh bien! si des tuberculeux ignorés et n'ayant été l'objet d'aucun soin particulier, ont pu arriver, par les seuls efforts de la nature, à une guérison complète d'une phtisie avancée, combien serions-nous coupables de nous abandonner au désespoir si nous étions atteints à notre tour!

La tuberculose est donc curable à toutes ses périodes, mais particulièrement au début. Cette maladie doit, suivant l'expression des Allemands, **être soignée trop tôt.**

Comme le dit excellemment le Dr Plicque, médecin de **l'Œuvre antituberculeuse des instituteurs**, **le diagnostic et le traitement précoces** sont les facteurs essentiels d'une guérison complète et rapide.

Chaque fois qu'il y a présomption de tuberculose ou de « **candidature à la phtisie** », il ne faut pas hésiter à consulter un médecin. Les rhumes suspects, surtout les rhumes d'été, la fièvre, même légère mais continuelle, l'amaigrissement, le **toussotement**, le crachement de sang, même accidentel, la pleurésie, seront pour nous des indications précises pour consulter sans retard un médecin.

Autrefois, les phtisiques étaient calfeutrés dans des appartements chauffés à l'excès, ils étaient soumis à une diète sévère, qui les affaiblissait de plus en plus.

Aujourd'hui, le traitement peut se résumer en quelques mots :

1o Air pur;
2o Suralimentation;
3o Repos physique, intellectuel et moral.

QUESTIONNAIRE

Si vous étiez reconnu phtisique, vous abandonneriez-vous au découragement? — Citez des faits prouvant que la tuberculose est curable.

— A quelle période l'est-elle sûrement ? — Dans quel cas faut-il toujours consulter un médecin ? — Comment soignait-on autrefois les phtisiques ? — Comment peut-on résumer le traitement actuel ?

DIX-SEPTIÈME LEÇON

Lutte contre la tuberculose à l'étranger : 1° en Angleterre, 2° en Allemagne.

Deux nations se sont surtout signalées de bonne heure dans la lutte contre la tuberculose : l'**Angleterre** et l'**Allemagne**. Chacune d'elles a mis au premier rang de ses préoccupations l'une des deux faces du problème de la **Prophylaxie de la tuberculose**.

En **Angleterre**, on s'est attaché aux mesures de prophylaxie par l'**assainissement de la maison et de l'atelier**.

Comme nous l'avons dit dans une précédente leçon, les Anglais aiment leur **home**, leur maison bien à eux ; ils ont horreur de la promiscuité !

Le gouvernement a stimulé et encouragé cette tendance naturelle.

Depuis 1886, la législation intervient pour favoriser les associations qui construisent des maisons pour ouvriers.

Les autorités locales ont le droit d'inspection des maisons ouvrières au point de vue sanitaire. Elles peuvent obliger les propriétaires à assainir, réparer, améliorer ou même démolir les maisons insalubres. La loi va jusqu'à permettre de supprimer, dans une agglomération, les **bâtiments obstructeurs**, c'est-à-dire ceux qui **enlèvent l'air et le jour** à d'autres maisons et **en empêchent la ventilation**.

Il est bon d'ajouter que, chez nos voisins d'outre-Manche, la propriété n'est pas morcelée comme en France. Une grande ville, comme Londres, appartient tout entière à **quelques propriétaires seulement**, ce qui rend beaucoup plus facile l'application de ces mesures radicales de salubrité publique et d'hygiène sociale.

Remarquons également que les efforts faits par l'Angleterre pour l'assainissement des logements et des ateliers ont coïncidé avec une **lutte ardente et efficace contre l'alcoolisme**. Les résultats sont venus couronner d'aussi louables efforts : **en cinquante ans, l'Angleterre a vu diminuer de moitié** sa **mortalité tuberculeuse** : de 28 pour 10 000 en 1850, elle s'est abaissée à 14 en 1900.

Bien que **plus peuplée** que la France, l'Abgleterre perd chaque année plus de **moitié moins** de tuberculeux que nous (France : 150 000 décès pour 39 millions d'habitants; Angleterre : 65 000 décès pour 41 millions d'habitants).

En **Allemagne**, la lutte contre la tuberculose repose tout entière sur la création de **nombreux sanatoriums populaires** où sont soignés les tuberculeux **dès le début** de la contagion.

C'est que, en Allemagne, l'**assurance et la prévoyance sont obligatoires**. L'assurance allemande repose sur la **mutualité** et l'**autonomie** des intéressés; elle embrasse, sans distinction de nationalité, toutes les personnes qui, en Allemagne, travaillent moyennant salaire et donne à chaque assuré, en cas de maladie, d'accident, d'invalidité, de vieillesse — ou à sa famille en cas de décès, — le **droit légal** à une série de secours nettement déterminés, sans frais de procédure.

Les compagnies d'assurance ont donc intérêt à surveiller la santé de leurs membres, à augmenter leur validité, leur force de résistance, à lutter même contre la prédisposition. Aussi, elles recherchent les **prétuberculeux**, les tuberculeux au début et les hospitalisent dans des sanatoriums, en même temps qu'elles payent aux familles des hospitalisés une indemnité journalière de 1 mark (1 fr. 25) pour la femme et de un demi-mark (0 fr. 625) pour chacun des enfants.

Les résultats sont merveilleux. Sur 100 malades soignés au sanatorium et l'ayant quitté depuis au moins trois ans, les deux tiers (67 environ) n'ont pas eu **un**

seul jour de **chômage** pour tuberculose et peuvent être considérés comme radicalement guéris.

Sur le troisième tiers, la moitié — soit 17 — ont repris leurs travaux, mais ont dû les interrompre de temps à autre; 10 sont restés stationnaires ou sont devenus plus malades et ont dû faire une nouvelle cure; **6 seulement** sont décédés. Ainsi, sur 100 hospitalisés :

67 guéris radicalement; 17 améliorés; 10 stationnaires ou aggravés; 6 décédés.

La mortalité tuberculeuse en Allemagne diminue graduellement; la lutte est menée vigoureusement, méthodiquement, scientifiquement.

QUESTIONNAIRE

Comment lutte-t-on contre la tuberculose à l'étranger? — Quelles mesures a-t-on prises en Angleterre pour enrayer le fléau? — Quelles autres mesures sont venues aider aux premières? — Quel est le résultat obtenu après cinquante ans de lutte? — Quelle est la mortalité tuberculeuse annuelle de l'Angleterre? — Comment l'Allemagne lutte-t-elle contre la tuberculose? — Qui a pris, en ce pays, l'initiative de la création de sanatoriums populaires? — Pourquoi? — Quels sont les résultats obtenus?

DIX-HUITIÈME LEÇON

Lutte contre la tuberculose en France. Sanatoriums et dispensaires.

En France, la lutte contre la tuberculose a commencé **tardivement**, il y a quelques années seulement.

Mais tout le monde semble vouloir y participer avec tant de zèle et de bonne volonté, que tout nous fait espérer enfin des résultats.

Notre lutte nationale embrasse toute la prophylaxie de la tuberculose; en même temps qu'elle demande l'amélioration de l'habitation, comme en Angleterre, elle poursuit, comme en Allemagne, la création de sanatoriums.

Déjà, une loi récente permet aux municipalités de poursuivre l'amélioration ou la disparition des logements insalubres.

D'un autre côté, il n'existe pas moins de 24 hôpitaux marins pour enfants tuberculeux, rachitiques, scrofuleux, débiles, candidats à la tuberculose.

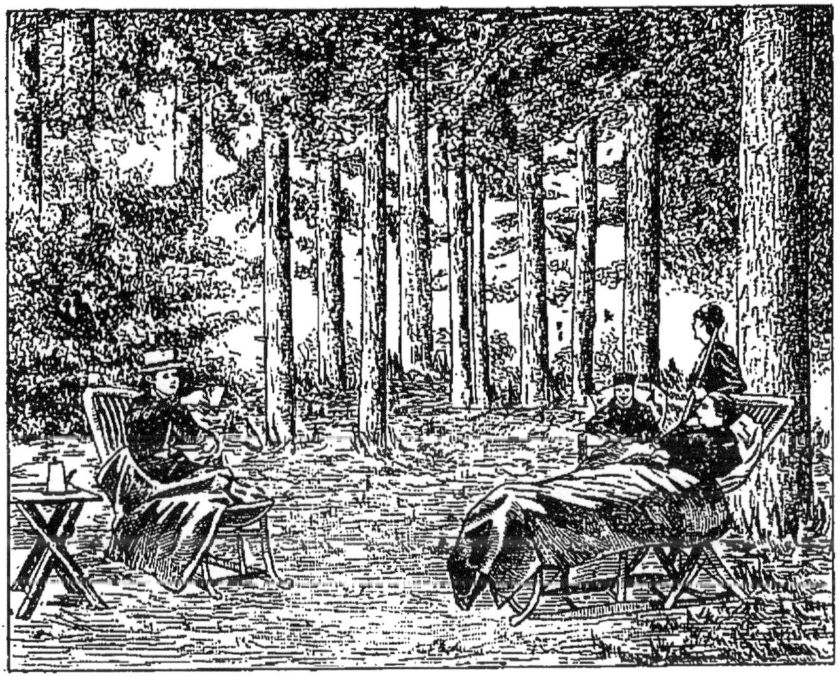

Fig. 7. — Malades dans un sanatorium.

De toutes parts des sanatoriums s'élèvent à grands frais : à Angicourt (Oise), à Hauteville (Ain), à Bligny (Seine-et-Oise), dans le Loiret, près de Nancy, etc.

En 10 ans, plus de cinquante millions ont été versés par l'initiative privée pour la lutte antituberculeuse; les pouvoirs publics se sont émus et **M. le Dr Amodru, député de Seine-et-Oise**, a présenté au Parlement, au nom de la commission d'hygiène publique, un remarquable *Rapport sur les mesures à prendre pour arrêter les progrès de la tuberculose*. Enfin, M. le Président de la République a tenu à témoigner du haut intérêt qu'il porte à la lutte contre la tuberculose en présidant, le 16 mars 1902, la séance d'ouverture du Congrès de la Fédération des œuvres antituberculeuses.

La masse commence à s'intéresser à la question; de toutes parts des employés, des fonctionnaires (employés des postes, instituteurs), des sociétés d'anciens élèves (Bordeaux, École primaire supérieure), se groupent et forment des sociétés mutuelles de défense contre la tuberculose, ayant pour objet l'édification de sanatoriums professionnels ou de dispensaires spéciaux.

C'est que, en effet, si le tuberculeux se guérit partout et à toutes les périodes, c'est au **sanatorium** que les malades — surtout ceux de la classe pauvre et ceux de la classe moyenne — trouveront **réunies toutes les conditions favorables à leur guérison.**

Qu'est-ce donc qu'un sanatorium? C'est un asile construit dans une région salubre, où l'air est pur de poussières, et dans lequel sont reçus les malades atteints de tuberculose pulmonaire ou laryngée au début.

Toutes les précautions y sont prises pour que ni les employés, ni les visiteurs, ni les voisins de l'asile ne puissent s'infecter, et pour que les malades eux-mêmes ne puissent s'exposer à la **réinfection.**

La discipline y est si sévère et les mesures d'hygiène si bien surveillées qu'on peut affirmer que **c'est au sanatorium qu'on est le moins exposé à contracter la tuberculose.**

Le sanatorium assure à ses malades, dans des conditions absolument parfaites, le traitement dont nous parlions dans une précédente leçon :

Cure d'air ; Suralimentation ; Repos ; Surveillance constante d'un médecin.

Malheureusement nous sommes loin d'avoir assez de sanatoriums pour y hospitaliser nos 500 000 tuberculeux, et le plus grand nombre des malades continuera à se soigner à domicile.

L'essentiel, nous le répétons, **c'est le diagnostic et le traitement précoces.**

Au moindre des signes suspects que nous avons

signalés (16e leçon) n'hésitez pas à consulter un médecin ou à vous faire examiner dans un **dispensaire**.

Les consultations spéciales, les dispensaires pour tuberculeux créés sur le modèle de celui du Dr Calmette, à Lille, peuvent rendre d'inappréciables services en **décelant précocement** la tuberculose, en recherchant les tuberculeux dans les collectivités et en leur donnant les moyens de se soigner au début et de se guérir rapidement, de plus, en faisant **l'éducation antituberculeuse des masses**.

QUESTIONNAIRE

Comment la lutte contre la tuberculose est-elle engagée en France? — Montrez les efforts faits par l'initiative privée. Les pouvoirs publics, et notamment M. le Président de la République, ne portent-ils pas un intérêt considérable à cette lutte? — Qu'est-ce qu'un sanatorium? — Quelles précautions y prend-on pour éviter l'infection? — Quel traitement y suit le malade? — Citez des sanatoriums populaires français? — Qu'est-ce qu'un dispensaire? — Quels services peuvent rendre les dispensaires pour tuberculeux?

DIX-NEUVIÈME LEÇON

Traitement de la tuberculose à domicile.

Il est actuellement impossible, comme nous l'avons dit, de recevoir au sanatorium tous les malades atteints de tuberculose, **même ceux de la classe ouvrière.**

Il est donc important de savoir comment les tuberculeux peuvent être soignés à domicile, par la méthode que le Dr Landouzy appelle **Home sanatorium.**

Il faudra tout d'abord assurer au malade ce qui est essentiel pour sa guérison : **air pur**, **alimentation abondante et substantielle, repos physique et moral, mise à l'abri de toute contagion nouvelle.**

Le plancher de la chambre ne sera jamais recouvert d'un tapis; on le nettoiera très souvent **au torchon humide**, on en proscrira toutes les tentures, coussins, les ornements qui peuvent devenir des nids à poussières et à bacilles.

L'aération y sera permanente, c'est-à-dire qu'on laissera les **fenêtres ouvertes, jour et nuit, en toute saison**, en ayant soin de mettre le malade à l'abri des courants d'air et de le couvrir convenablement.

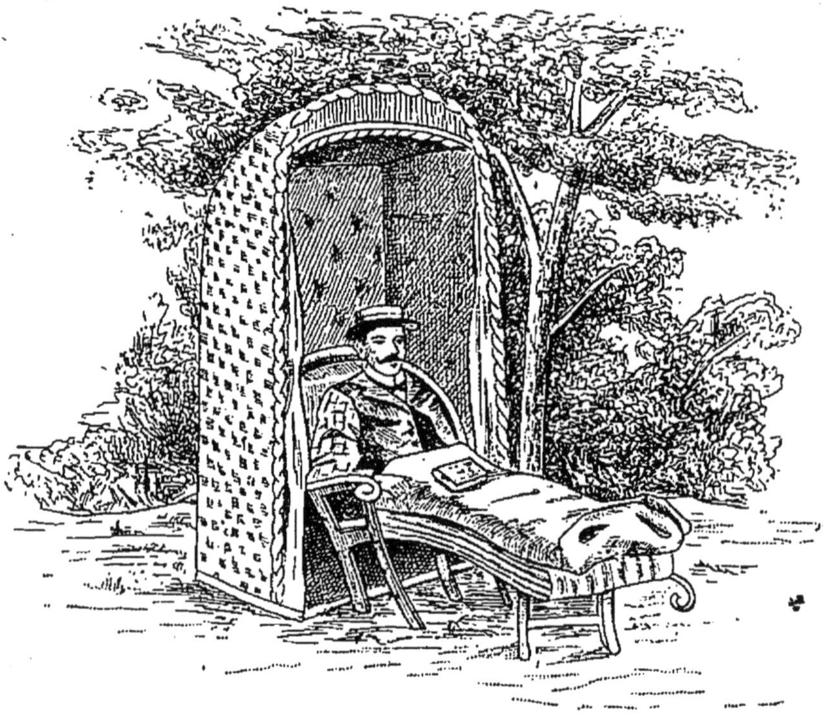

Fig. 8. — Guérite. — Cure d'air improvisée.

D'ailleurs, le malade doit vivre le plus souvent **dehors**, sur une chaise longue, abrité par une guérite de plage dont on a enlevé le siège (fig. 8).

Le tuberculeux fera chaque jour quatre repas copieux.

On évitera tout ce qui peut lui occasionner une fatigue, lui causer un ennui ou une émotion.

Enfin, on prendra toutes les précautions possibles pour l'empêcher de contaminer son entourage ou de se recontagionner lui-même.

Le phtisique aura sinon sa chambre à lui — ce qui serait bien désirable, — au moins son lit à part, et on lui fera prendre l'habitude de mettre **toujours son mouchoir devant sa bouche** quand il tousse ou éternue.

Jamais il ne devra cracher par terre ou dans son mouchoir, mais dans un **crachoir de poche** (p. 21).

Si le malade est trop faible pour se servir du crachoir, on emploiera pour recueillir ses crachats des linges humides, qui seront immédiatement brûlés ou bouillis.

Les mains du tuberculeux seront lavées avant chaque repas, afin d'éviter l'introduction du bacille avec la nourriture. Il aura, autant que possible, des ustensiles à son usage particulier : verres, assiettes, cuillers, fourchettes, etc. Dans le cas contraire, on plongera la vaisselle, avant de la laver, dans de l'eau bouillante contenant du carbonate de soude.

Les linges (draps, caleçons, camisoles, chemises, mouchoirs, etc.) des malades tuberculeux doivent être maniés le moins possible à l'état sec. Aussitôt enlevés aux malades, ces linges doivent être plongés dans l'eau savonneuse. Avant de les mélanger à l'autre linge, on aura soin de les faire bouillir une demi-heure dans cette eau savonneuse.

QUESTIONNAIRE

Un malade tuberculeux peut-il être soigné à domicile? — Que doit être sa chambre? — Comment doit-elle être nettoyée? — Comment doit-elle être aérée? — N'est-il pas nécessaire d'ouvrir les fenêtres de sa chambre, même en hiver? — Comment le malade peut-il faire sa cure d'air à l'extérieur? — Quelle alimentation lui donnera-t-on? — Comment lui assurera-t-on le repos? — Quelles précautions devra-t-il prendre en crachant, en toussant et en éternuant? — Quelles précautions faut-il prendre pour le nettoyage des ustensiles à l'usage d'un tuberculeux? — pour son linge?

VINGTIÈME LEÇON

Conclusions.

Nous connaissons maintenant, chers enfants, toute l'étendue du mal; nous savons que la tuberculose est **contagieuse**, mais **évitable** et **curable**, et qu'il dépend de nous tous de diminuer l'effroyable mortalité tuberculeuse qui désole notre pays.

Comme nous, vous estimerez certainement que c'est pour **tout bon Français, grand ou petit, pauvre ou riche**, un devoir de prendre une part active dans la **croisade antituberculeuse** qui, préparée par toutes les sommités médicales et philanthropiques, est actuellement prêchée avec une conviction profonde par les 120 000 institutrices et instituteurs de France.

Guerre à la Tuberculose, qui enlève chaque année à la Patrie 150 000 de ses enfants.

Le curieux schéma ci-contre, du Professeur Landouzy, résume admirablement les principales lignes de défense. Etudiez-le.

Que chacun de vous fasse, autour de soi, la **guerre** aux **crachats** et **l'éducation du cracheur**.

Qu'il fasse la **guerre aux poussières**, qu'il proscrive, pour lui et pour les autres, le **balayage** à sec et **l'époussetage**.

Qu'il contribue, dans la mesure de ses moyens, à la **diffusion des notions d'hygiène indispensables** et à **l'amélioration des logements ouvriers.**

Guerre à la **malpropreté** et à l'**ignorance**.

Guerre à l'**alcool** et au **hideux alcoolisme, pourvoyeur de la tuberculose**.

Aimons la campagne, où l'on respire à pleins poumons, où l'on jouit du soleil, **tueur de microbes**. Restons aux champs, où les maladies contagieuses sont plus rares qu'à la ville.

Faisons, si nous en avons l'occasion, partie d'une société mutuelle de défense contre la tuberculose [1].

1. Société de préservation contre la tuberculose, 33, rue Lafayette (Paris). 10 francs par an.

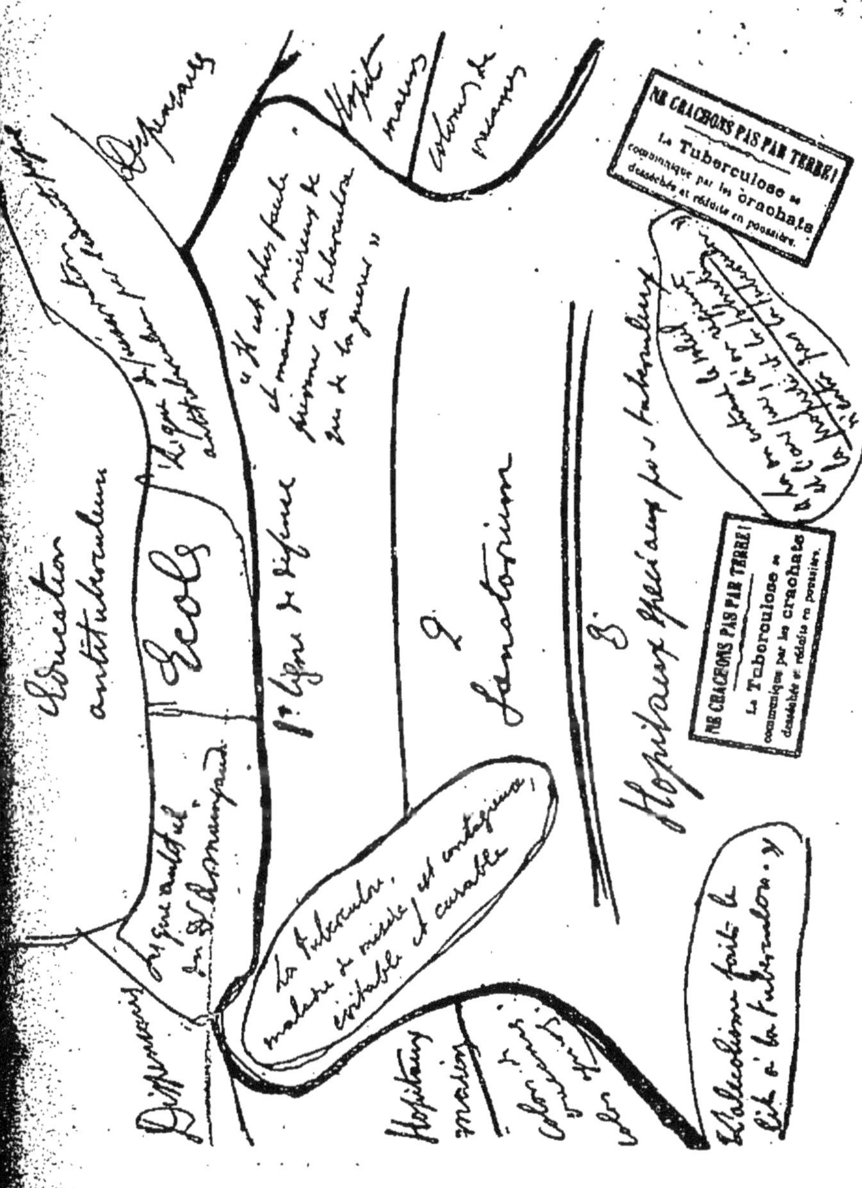

Fig. 9. — *La défense contre la tuberculose.* (Ce curieux schéma, improvisé par le professeur Landouzy, résume les principales lignes de défense. Il montre en particulier le rôle énorme de l'école et de l'éducation populaire[1].

Rappelons-nous que toute la prophylaxie de la tuberculose tient en deux mots :

Propreté; Tempérance.

Extrait du *Précis pratique d'hygiène populaire*, par le Dr A.-F. Plicque, médecin de l'Œuvre antituberculeuse des Instituteurs, chez Plon-Nourrit.

Et si chacun de nous, chers enfants, se pénètre bien de ces vérités et s'en fait l'apôtre, jamais **enseignement n'aura produit de si beaux fruits**, car il aura préparé une éclatante et pure victoire : **la victoire de la France contre la tuberculose et contre la mort**!

TABLE DES MATIÈRES

Coulommiers. — Imp. Paul BRODARD. — 861-1902.

Librairie CH. DELAGRAVE, 15, rue Soufflot, Paris.

Enseignement Antialcoolique

« L'ENSEIGNEMENT ANTIALCOOLIQUE ne doit pas être considéré comme un accessoire. Je désire qu'il prenne dans nos programmes une place officielle, au même titre que la grammaire et l'arithmétique. »

(Circulaire Ministérielle du 14 novembre 1900.)

DUPUIS et MORLET. — Le **Serment de Marcel Brémont.** 1 volume in-8° jésus, illustrations de L. SAINT, br. **2 30**

BAUDRILLARD. — **Histoire d'une bouteille.** Livre de lecture sur l'Enseignement antialcoolique. Nouvelle édition mise au courant des dernières statistiques. 1 volume in-12, cart. **1 25**

BAUDRILLARD. — **Livret d'Enseignement antialcoolique.** 1 vol. in-12. 20 leçons, 20 questionnaires, 19 gravures, cart. . . . . . **» 30**

Drs BLIN et VIGOUROUX. — **L'Alcool et l'Organisme.** Effets toxiques de l'alcool sur les tissus du corps. Un tableau en couleurs, dimensions $1^m \times 1^m25$ **5 50**

GEOFFROY. — **La Famille et l'Alcool.** 12 magnifiques tableaux en couleurs : *Déchéance d'une Famille par l'Alcool.* ($0^m56 \times 0^m78$.) 2e édition.

NOMENCLATURE DES TABLEAUX :

I. Le bonheur dans la famille.
II. Le premier pas.
III. Mauvaises habitudes.
IV. Le jour de paye.
V. La colère de l'alcoolique.
VI. L'alcoolique sujet de scandale.
VII. Sur le chemin de la folie.
VIII. Le crime.
IX. En cour d'assises.
X. La femme réduite à la misère.
XI. L'alcoolique.
XII. La mort de l'alcoolique.

Chaque tableau collé sur carton. . . . . **2 fr. 50**
La collection des 12 tableaux sur carton. . . . **25 fr. »**

Cahiers antialcooliques. Réduction en couleurs des 12 tableaux. La collection de 12 cahiers ($0^m16 \times 0^m20$), papier alfa supérieur **1 20**

Bons Points antialcooliques. Réduction des 12 sujets. Les douze. . . . . **» 90**

Vues pour projections. Les 12 sujets réduits, sur verre, dans un étui, avec une *Conférence toute préparée*, brochure in-12.

En noir. . . . . **10 fr.** — En couleurs. . . . . . . **18 fr.**

Bon Point exceptionnel. Conseil d'un ami aux élèves des écoles primaires. — 8 scènes antialcooliques imprimées en couleurs sur une bande de 72 centimètres de long sur 18 centimètres de haut, pouvant se plier et se déplier à volonté. . . . .

www.ingramcontent.com/pod-product-compliance
Ingram Content Group UK Ltd.
Pitfield, Milton Keynes, MK11 3LW, UK
UKHW032003260826
14628UKWH00005B/2262

9 782019 639365